贫血吃什么禁什么

健康有道

中医补血食疗法，让你告别面黄体虚

补虚

李淳 ◎ 编

国文出版社
·北京·

图书在版编目（CIP）数据

贫血吃什么禁什么 / 李淳编. -- 北京：国文出版社，2025. -- ISBN 978-7-5125-1985-5

Ⅰ．R247.1

中国国家版本馆CIP数据核字第20251YW452号

贫血吃什么禁什么

编　　者	李　淳
责任编辑	罗敬夫
责任校对	刘沐雨
出版发行	国文出版社
经　　销	全国新华书店
印　　刷	三河市兴达印务有限公司
开　　本	787毫米×1092毫米　　32开
	2.5印张　　49千字
版　　次	2025年7月第1版
	2025年7月第1次印刷
书　　号	ISBN 978-7-5125-1985-5
定　　价	29.80元

国文出版社
北京市朝阳区东土城路乙9号　　邮编：100013
总编室：（010）64270995　　传真：（010）64270995
销售热线：（010）64271187
传真：（010）64271187-800
E-mail：icpc@95777.sina.net

引 言

贫血一症,古来有之。《黄帝内经》云:"血气者,人之神,不可不谨养。"气血亏虚易致百病,今人因饮食不节、起居无常,贫血愈发常见,多表现为面色萎黄、头晕心悸等。本书以常见食材配伍,如猪肝补肝、黑米益肾、红枣养血,善用自然馈赠调养气血。同时列明禁忌,提醒蟹黄滋腻、腊肉咸浊易碍脾,胡椒、辣椒辛燥易耗阴,皆不利血虚调养。

今将此养生食疗之法整理成册,愿诸君能顺应四时,调摄饮食,使气血充盈,形神俱养。须知药补不如食补,食补贵在坚持。但需特别强调,本书食疗内容仅为传统养生经验参考,不可替代专业医疗诊断与治疗。中医讲究辨证施治,个体体质差异可能导致效果不同,使用前务必咨询专业中医师。若贫血症状持续或加重,必须立即就医,切勿因依赖食疗延误病情,食疗养生需理性对待。

目录

Contents

第一章 什么是贫血

贫血的原因 …………………………… 01
哪些人易患贫血 ……………………… 02
贫血的主要症状 ……………………… 03
贫血的危害 …………………………… 04
贫血的常见类型 ……………………… 05
贫血者的饮食原则 …………………… 06

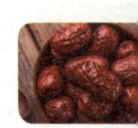

第二章 贫血者能吃什么

谷物、豆类 …………………………… 08
蔬菜、菌类 …………………………… 16
水果 …………………………………… 33
动物内脏、肉、蛋 …………………… 46
海产 …………………………………… 58
坚果、果干 …………………………… 62

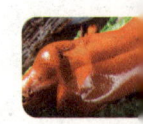

第三章 贫血者慎吃什么

谷物、豆类 …………………………… 66
蔬菜 …………………………………… 68
动物内脏、肉、蛋 …………………… 70
河鲜、海鲜 …………………………… 74
调味品 ………………………………… 75

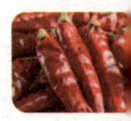

第一章　什么是贫血

贫血的原因

据有关资料统计，全球有数亿人不同程度患有铁缺乏症或贫血，每年因贫血引致各类疾病而死亡的人有上千万。在贫血的人群中，女性明显多于男性，老人和儿童多于中青年。近年来，因饮食方式的改变，以及减肥等因素而造成的营养失调，形成了又一类贫血人群。那么，到底什么是贫血呢？

"贫血"这两个字对许多人来说，已不是一个陌生的词语。有的人看见自己的同事面色苍白，就会问他是否"贫血"了；也有的人因自己常感到头晕、乏力，就会想，也许自己患了"贫血"。的确，贫血似乎是我们生活中比较常见的一种疾病。但确切地说，贫血其实是一种症状，而不是具体的疾病，各种疾病大多都可能伴有贫血（因为贫血可以由多种不同的病因引起）。如果说某人贫血，其实并没有说清楚他患的究竟是什么病，只是抓住了"贫血"这个现象。

现代医学解释，贫血指的是循环血液单位容积内血红蛋白浓度、红细胞计数以及红细胞比积均低于正常值的一种病理状态。

哪些人易患贫血

在我国,贫血是一种常见的综合征,下列人易患贫血。

1. 患有慢性出血性疾病者,如溃疡病出血、痔疮出血等。

2. 月经过多的妇女、经产妇、妊娠期或哺乳期妇女。

3. 早产儿、孪生儿,或母亲原有贫血症状,原来自身铁储量已不足,尤其以母乳喂养的婴幼儿容易患贫血。

4. 青少年因身体成长迅速,对铁、维生素等营养素的需求显著增加,也易因摄入不足或吸收不良而患贫血。

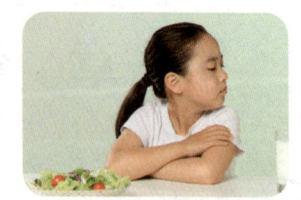

5. 饮食习惯不良者,如偏食、挑食等容易造成因营养缺乏而贫血。

6. 患有寄生虫病,尤其是钩虫病者;某些胃全切除或部分切除者。

7. 工作和生活环境中与化学毒物或放射性物质接触者。

8. 起病前曾服用会引起贫血的药物者,如氯霉素、抗肿瘤药、保泰松等。

9. 患有慢性炎症、肾病、肝病、恶性肿瘤、内分泌功能紊乱等疾病者。

10. 家族中有类似的贫血病人者。

贫血的主要症状

贫血症状的有无或轻重,取决于贫血的程度、贫血发生的速度、循环血量有无改变、病人的年龄以及心血管系统的代偿能力等。若贫血发生缓慢,机体能逐渐适应,即使贫血程度较重,亦可维持身体的正常生理功能。反之,如在短期内发生贫血,即使贫血程度不重,也可能出现明显症状。此外,年老体弱或心、肺功能减退者,症状也较明显。贫血的一般症状、体征如下:

1. 心跳加速、全身软弱无力、疲乏、困倦是贫血患者最为常见和最早出现的症状。一般而言,如果患贫血的话,血液中的血红蛋白数量减少,血液携带氧气的能力下降,会导致身体各部位、各内脏器官无法得到足够的氧气,从而导致缺氧现象,并表现出易疲劳、心跳加速等各种贫血的症状。

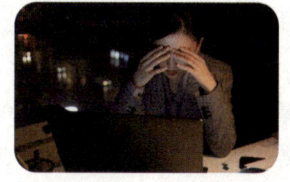

2. 面色苍白也是贫血者常见的症状。贫血的人必定脸色不好,这是由于红细胞减少,皮肤和黏膜得不到足够的血液供应引起的,尤以眼睑、口唇、指甲等部位更为明显。

3. 头晕、头痛、耳鸣、眼花、注意力不集中、嗜睡等亦为常见症状。贫血严重或突然贫血者甚至会出现晕厥、神志模糊等症状,老年患者出现这类症状的情况更多。

需要注意的是,贫血患者呼吸频率会加快,以便吸入更多的氧气,产生补偿作用,但是这也会导致呼吸困难。

综上,一旦患上贫血,常会出现上述那样心跳加速、呼吸困难、目眩、面色苍白等症状。而贫血中的缺铁性贫血如果长期持续下去,除了缺氧,还会出现舌头、乳头萎缩等症状。

贫血的危害

贫血危害大,会对身体多个系统造成影响:

红细胞减少会导致身体组织和器官氧气供应不足,日常活动易感疲劳,严重时休息也无法缓解。此时,心

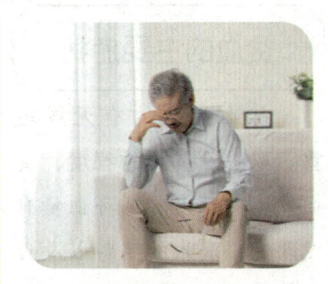

脏须加快跳动以弥补氧气不足,但会导致心悸和呼吸急促;长期贫血还可能引发心脏扩大、心力衰竭等严重问题。红细胞减少还会影响免疫细胞功能,增加感染风险,或使感染后康复时间延长。大脑供氧不足会导致注意力下降、记忆力减退,还可能出现焦虑、抑郁等情绪问题。

贫血还会影响儿童身体和智力发育,增加早产、低体重儿等妊娠并发症风险。皮肤、黏膜因血液供应不足

第一章 什么是贫血

显得面色苍白；皮肤干燥、毛发脆弱，易脱发。消化功能减弱，导致食欲下降；还可能出现腹胀、便秘或腹泻等症状。氧气供应不足还会导致肌肉力量下降，大脑缺氧会引发头痛、头晕甚至晕厥。持续缺氧可能导致心脏、肝脏、肾脏等器官损伤，身体功能受限，影响日常生活和工作。

总之，不同年龄人群危害有差异，对青少年、女性、老年人健康均有严重威胁。

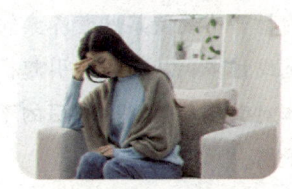

贫血的常见类型

贫血不是一种独立的疾病，而是由多种原因引起的一种综合征。也就是说，贫血是许多疾病的一种表现形式。基于不同的临床特点，贫血的分类方法有很多种。

依贫血发展速度分类：急性贫血、慢性贫血。

依红细胞形态分类（主要参考平均红细胞体积，MCV）：

1. 正常细胞性贫血：MCV在80~100飞升。

2. 大细胞性贫血：MCV>100飞升。

3. 小细胞性贫血：MCV<80飞升。

依骨髓红系增生情况分类：增生性贫血、增生不良性贫血。

依病因、发病机制分类：红细胞生成减少性贫血、造血原料异常所致贫血、造血细胞异常所致贫血、造血调控异常所致贫血、红细胞破坏过多性贫血（即溶血性贫血）、失血性贫血。

贫血者的饮食原则

贫血患者的饮食首先要遵循一般人群的膳食原则，在此基础上还应该谨记"黄金原则"。

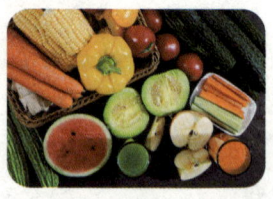

1. 营养均衡，预防为先。人类的理想生活包括没有疾病的存在，具有良好的工作状态以及长寿等，还包括具有一个良好的身心状态和对环境的适应能力。而这一切的实现，需要摄入足够的营养物质作为基础，来补充因不断新陈代谢而消耗的大量营养物质，维持正常体力劳动和工作需要的热量。合理的营养摄入是通过合理的膳食来达到的，它包括合理的膳食构成、丰富的食物种类与良好的饮食习惯等。获得均衡营养的前提是做到平衡膳食。所谓"平衡膳食"，是指由食物所构成的营养素，在一个动态过程中，能提供给机体一个合适的量，不致使某些营养素缺乏或过多，从而不会引起机体对营养素需要和利用的不平衡。

传统的饮食保健，包含两方面的含义——"食养"和"食疗"。用今天的话说，就是饮食预防和饮食治疗，

第一章 什么是贫血

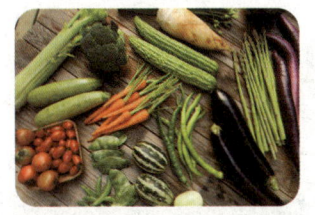

即利用日常食物调养身体。具体地说，就是根据食物的性味，分析其性质和作用；根据四时气候、地理环境，养成良好的生活习惯，因人而异、因地而异地巧妙搭配食物种类，合理地运用烹调方法，适当控制食物摄入量，以充分吸取各种营养物质，从而收到强身健体、延年益寿的最佳效果。

2.缺什么就补什么。如果贫血已经发生，那么我们应该如何在日常饮食中予以调治呢？不同类型贫血的病因和发病机制是不同的。因此，对饮食方面的需求也不同。同样，不同年龄和不同生理状况的人群，其机体的生理需要存在着差异，所需的饮食也应因人而异。总之，基本原则就是"补其所短"，即缺什么就补什么。

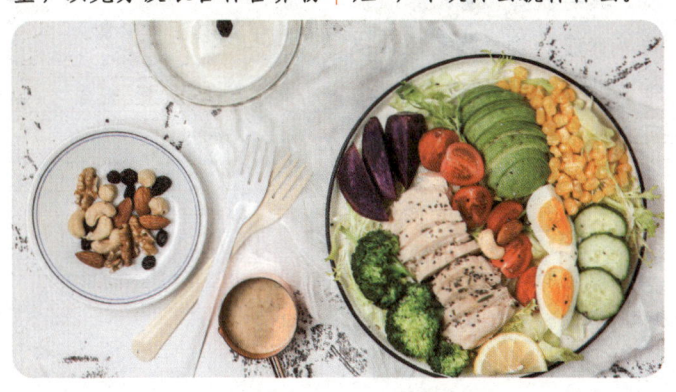

第二章 贫血者能吃什么

谷物、豆类

燕麦

【每日用量】

40克。

【食疗作用】

燕麦含有丰富的营养物质,具有益脾和胃、养颜护肤等食疗功效。燕麦还对抗细菌、抗氧化有辅助作用,可在一定程度上增强人体的免疫力,帮助抵抗流感。

【选购与保存】

以色泽暗黄,干净无杂质,整体颗粒均匀,散发清香气味者为佳。打开包装的燕麦或燕麦片最好保存在冰箱里,或者用密封盒装好,放在低温干燥的地方。

【适合人群】

幼儿、老人等体质较弱者,孕妇须谨慎少食。

【搭配宜忌】

| 燕麦 + 豆类 ✓ | 降脂 |
| 燕麦 + 红枣 ✓ | 补血 |

燕麦 + 菠菜 / 橘子 / 咖啡 / 柿子 / 咸菜

✗ 会影响燕麦中营养物质的吸收

第二章 贫血者能吃什么

【推荐菜品】

红豆腰果燕麦粥 …… 易于消化、补充营养元素、补血

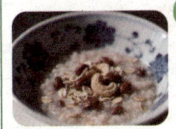

材料 水发红豆 90 克,燕麦 85 克,用油炸香的腰果 40 克,冰糖 2 克。

做法 ①将腰果捣碎成末备用;在砂锅中注入清水,水烧开后倒入燕麦和红豆,搅匀。②水开后转小火煮 40 分钟,直到食材熟透。倒入冰糖,搅拌均匀,继续煮至冰糖完全溶化。③关火后,把煮好的粥盛出装入碗中,最后撒上之前准备好的腰果末即可享用。

小麦

【每日用量】

100 克。

【食疗作用】

小麦具有养心神、敛虚汗、生津止汗、养心益肾、镇静益气、健脾厚肠、除热止渴等食疗功效,对于体虚多汗、舌燥口干、心烦失眠、心血不足、贫血等病症有一定辅助疗效。

【选购与保存】

应选择干净、无霉变、无虫蛀、无发芽的优质小麦。小麦的籽粒要饱满、圆润。宜在阴凉、干燥、通风处保存,注意防虫蛀、防潮湿。

贫血吃什么禁什么

【适合人群】

适宜心血不足、心悸不安、多呵欠、失眠多梦、喜悲伤欲哭以及脚气病、末梢神经炎、体虚、自汗、盗汗、多汗等症患者。但请注意，有慢性肝病、糖尿病等病症的患者不宜食用。

【搭配宜忌】

| 小麦 + 红枣 ✓ | 养心健脾、补血 |
| 小麦 + 枇杷 ✗ | 易导致腹痛 |

【推荐菜品】

猪排小麦黑豆粥 —— 补肾养血、敛汗安神

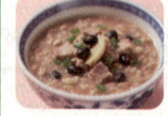

材料：猪排骨120克，小麦60克，黑豆20克，葱花、姜丝、盐、味精各适量。

做法：①小麦、黑豆分别洗净浸泡；猪排骨洗净、斩块，用沸水氽烫冲净。②排骨入锅，加清水、姜丝，大火烧开，再煮半小时，下入小麦和黑豆同煮。③转小火熬至粥熟，加盐、味精调味，撒上葱花即可。

黑米

【每日用量】

50~100克。

【食疗作用】

黑米有滋阴补肾、健脾开胃、补中益气、活血化瘀等食疗功效，能在一定程度上缓解贫血以及神经衰弱的状况。红豆通气除烦，益气补血，利尿。二者合用，补血功效更强。

第二章 贫血者能吃什么

【选购与保存】

优质黑米米粒大小均匀,有光泽,几乎没有碎米、虫蛀和杂质。以颜色黑亮、颗粒饱满、无任何不良气味、表面似有膜包裹者为佳。

【适合人群】

适合便秘、贫血和糖尿病患者。

【搭配相宜】

| 黑米 + 黑豆 | | 增强抗氧化效果 |
| 黑米 + 绿豆 | | 清热解暑 |

【推荐菜品】

桂圆花生黑米糊 ·········· 减轻疲劳、补气养血

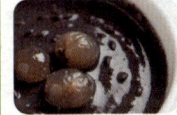

材料 水发大米120克,水发花生90克,水发黑米80克,桂圆肉25克,白糖20克。

做法 ①大米、花生、黑米倒入搅拌杯中,加水搅成米浆。②砂锅中注入适量清水,放入洗净的桂圆肉;水烧开后,小火煮约10分钟,至桂圆熟软。③揭开盖,加入白糖,放入米浆。烧开后小火煮约8分钟,至米糊黏稠即成。

糯米

【每日用量】

50~80克。

【食疗作用】

糯米能够补养体气、温补脾胃,还能够通过食疗的方式缓解气虚所导致的盗汗

和妊娠后腰腹坠胀，劳动损伤后气短乏力等症状。

【选购与保存】

糯米以放了三四个月的为最好，因为新鲜糯米不太容易煮烂，也较难吸收作料的香味。将几颗大蒜头放置在米袋内，可防止糯米因久存而长虫。

【适合人群】

糯米适宜贫血、腹泻、脾胃虚弱或神经衰弱者食用，不适宜腹胀、咳嗽、痰黄、发热者食用。儿童、糖尿病患者、体重过重或患有慢性病如肾脏病、高脂血症者忌食。

【搭配宜忌】

糯米 + 杜仲 / 黄芪 / 枸杞 / 当归
✓ 增强补益

糯米 + 生冷食物 ✗ 影响消化

【推荐菜品】

糯米红薯粥 —— 补血强身、健脾暖胃

材料 水发红豆90克，糯米65克，板栗肉85克，红薯100克，白糖7克。

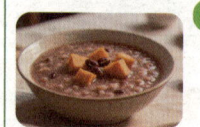

做法 ①糯米磨成粉，备用；红薯切块，板栗肉切丁、蒸熟，剁碎。②锅中注入清水烧热，倒入糯米粉，搅散，用大火煮；等汤水沸腾时，倒入红豆、板栗、红薯，搅拌片刻，续煮一会儿，制成米粥。③加入白糖拌匀，再煮片刻至白糖完全溶化；关火后盛出煮好的米粥即可食用。

花生

【每日用量】

30~50克。

【食疗作用】

花生可以促进人体的新陈代谢、增强记忆力、益智、抗衰老。此外，花生还具有止血的辅助功效，其外皮含有可对抗纤维蛋白溶解的成分，可改善血小板的质量。花生对于预防心脏病、高血压和脑出血、贫血等症，亦有一定的食疗作用。

【选购与保存】

以果荚呈土黄色或白色、色泽分布均匀者为宜。果仁以颗粒饱满、形态完整、大小均匀、肥厚而有光泽、无杂质为好。应晒干后放在低温、干燥的地方保存。

【不适人群】

胆囊炎、慢性胃炎、脾虚便溏者不宜食用。

【推荐菜品】

花生猪骨汤 —— 行气补虚、益智抗衰

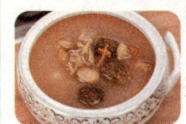

材料　猪骨、花生、春砂仁各适量，盐3克。

做法　①花生、春砂仁均洗净，入水稍泡；猪骨洗净，斩块。②锅注水烧沸，下猪骨，滚尽猪骨上的血水，将猪骨捞起洗净。③猪骨、花生、春砂仁放入砂锅内，注入清水，以大火烧沸，改小火煲2小时，加盐调味即可。

黄豆

【每日用量】

30~70克。

【食疗作用】

黄豆具有健脾、益气、宽中、润燥、补血、降低胆固醇、利水、抗癌的食疗功效。黄豆中含有抑胰酶，对糖尿病患者有益。黄豆中的各种矿物质不但对缺铁性贫血有益，而且能促进酶的催化、激素分泌和新陈代谢。

【不适人群】

消化功能不良、胃脘胀痛、腹胀等有慢性消化道疾病的人应尽量少食。

【选购与保存】

颗粒饱满、大小颜色一致、无杂色、无霉烂、无虫蛀、无破皮的是好黄豆。将黄豆晒干，再用塑料袋装起来，放在阴凉干燥处保存。

【搭配宜忌】

| 黄豆 + 红枣 ✓ | 补血、降血脂 |
| 黄豆 + 菠菜 + 核桃 ✗ | 消化不良 |

【推荐菜品】

芹菜炒黄豆 …… 补血养颜、增强免疫力、预防贫血

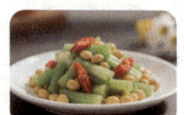

材料　煮熟的黄豆220克，芹菜梗80克，红辣椒段微量，盐3克，食用油适量。

做法　①芹菜梗切段，红辣椒切成小段。②用油起锅，倒入切好的芹菜，翻炒均匀，至芹菜变软。③再放入熟的黄豆、红辣椒，加入盐，炒匀调味即成。

第二章 贫血者能吃什么

黑豆

【每日用量】
30克。

【食疗作用】
黑豆具有祛风除湿、调中下气、活血、解毒、利尿、明目等食疗功效。其含有丰富的维生素E，能减少体内的自由基，缓解皮肤皱纹生成，有助于养颜美容。此外，黑豆含有丰富的膳食纤维，可促进肠胃蠕动，预防便秘。

【推荐菜品】

【选购与保存】
选购黑豆时，以豆粒完整、大小均匀、颜色乌黑者为佳。黑豆宜存放在密封罐中，置于阴凉处保存。豆类食品容易生虫，买回后最好尽早食用，不宜久放。

【适合人群】
适合贫血及虚弱者、糖尿病患者。消化弱者需煮烂少食。

【搭配宜忌】

黑豆 + 核桃仁	✓	补血、补肾
黑豆 + 菠菜	✗	可能影响钙吸收

黑豆乌鸡汤 滋补肝肾、活血补血

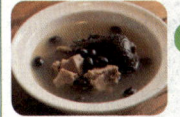

材料 乌鸡肉250克，水发黑豆70克，姜片、葱段各少许，盐3克，鸡粉3克，料酒4毫升。

做法 ①锅中注入清水烧开，倒入鸡块，汆去血水，将鸡块捞出装盘待用。②砂锅中注入清水，倒入黑豆，用大火烧开；放入乌鸡肉、姜片，加料酒。③烧开后用小火炖30分钟至鸡肉熟透，放入盐、鸡粉调味，再放上葱段即成。

蔬菜、菌类

油菜

【每日用量】

150克。

【食疗作用】

油菜具有活血化瘀、消肿解毒、促进血液循环、润肠通便、美容养颜、强身健体的功效,对游风丹毒、手足疖肿、乳痈、习惯性便秘、老年人缺钙、老年性贫血等病症有食疗作用。

【选购与保存】

挑选叶色较青、新鲜、无虫害的油菜为宜。冬天可用无毒塑料袋保存,如果温度在0℃以上,可在菜叶上套上塑料袋,袋口不用扎,将根朝下戳在地上即可。

【适合人群】

口腔溃疡者、口角湿白者、齿龈出血者、牙齿松动者、瘀血腹痛者、癌症患者宜多食。

【搭配宜忌】

| 油菜 + 豆腐 | ✓ | 促进钙吸收 |
| 油菜 + 山药 | ✗ | 引起腹胀 |

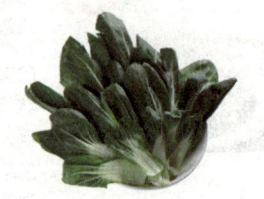

第二章 贫血者能吃什么

【推荐菜品】

油菜香菇 —— 活血化瘀、润肠通便

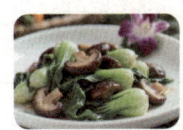

材料 油菜500克,香菇10朵,高汤半碗,水淀粉、盐、白糖、味精、食用油各适量。

做法 ①油菜洗净后切成两半;香菇泡发洗净、去蒂,一切为二。②热油锅中放入香菇翻炒,再放入油菜、盐、白糖、味精,加入高汤,加盖焖约2分钟,以水淀粉勾一层薄芡,即可出锅装盘。

菠菜

【每日用量】

80~100克。

【食疗作用】

菠菜具有促进肠道蠕动的作用,利于排便,对于痔疮、慢性胰腺炎、便秘、肛裂等病症有食疗作用。菠菜还有助于促进生长发育,增强抗病能力,促进人体新陈代谢,延缓衰老。

【选购与保存】

挑选叶色较青、新鲜、无虫害的菠菜为宜。可采用冷冻法保存:首先把菠菜清洗一下,从中间切分成两段;然后用沸水烫一下后取出,放进保鲜袋内;最后放在冰箱的冷冻室中保存。

【适合人群】

电脑工作者,糖尿病、高血压患者,便秘者,贫

血者，坏血病患者，皮肤粗糙、过敏者。但请注意，肾炎患者、肾结石患者、脾虚便溏者忌食。

【搭配宜忌】

菠菜豆 + 鸡血	✓	保护肝肾
菠菜豆 + 花生		美白肌肤
菠菜豆 + 鳝鱼	✗	导致腹泻
菠菜豆 + 核桃		易引起结石

【推荐菜品】

胡萝卜拌菠菜 …… 滋阴养血、清肝明目

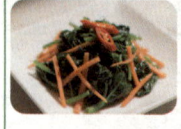

材料 菠菜180克，胡萝卜10克，蒜末、红辣椒段微量，盐3克，鸡粉2克，食用油适量。

做法 ①胡萝卜去皮切丝，菠菜去根切段。②锅中注水烧开，放入胡萝卜丝、盐，煮约半分钟，捞出备用。③用油起锅，放入蒜末、红辣椒段、菠菜、胡萝卜丝，翻炒均匀，加入盐、鸡粉，炒匀调味，关火后盛入盘中即可。

芦笋

【每日用量】

50克。

【食疗作用】

芦笋可以使细胞生长正常化，在一定程度上具有减缓癌细胞扩散的功效。经常食用芦笋对心脏病、高血压、心律不齐、疲劳症、水肿、膀胱炎、排尿困难、胆结石、肝功能障碍和肥胖等病症有一定的食疗疗效。夏季食用有清凉降火的作用，能消暑止渴。

【选购与保存】

选购芦笋，以全株形状

正直、笋尖花苞（鳞片）紧密、不开芒、未长腋芽，没有水伤腐臭味，表皮鲜亮不萎缩者为佳。该趁鲜食用，不宜久藏。

【适合人群】

糖尿病、高血压、便秘等患者。

【搭配宜忌】

芦笋 + 黄花菜 ✓ 养血、除烦
芦笋 + 冬瓜 ✓ 降压降脂
芦笋 + 羊肉 ✗ 导致腹痛

【推荐菜品】

鲜芦笋虾仁炒银耳 ……清热利尿、清肠解毒

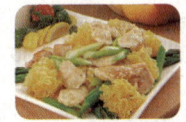

材料：芦笋200克，银耳100克，虾50克，盐、鸡精、食用油各适量。

做法：①芦笋切段、银耳泡发、虾切片。
②芦笋焯水，再与银耳、虾滑炒，加盐和鸡精调味。

茄子

【每日用量】

150克。

【食疗作用】

茄子具有活血化瘀、清热消肿、宽肠之效，有助于缓解肠风下血、热毒疮痈、皮肤溃疡等病症。茄子含有黄酮类化合物，具有抗氧化功效，同时也对降低血液中胆固醇含量有一定帮助，亦有调节血压、保护心脏、辅助调理贫血的食疗作用。

【选购与保存】

茄子以果形均匀周正，老嫩适度，无裂口、腐烂、锈皮、斑点，皮薄、籽少、肉厚、细嫩的为佳。

【适合人群】

糖尿病患者、消化功能较弱者适量食用。

【搭配宜忌】

茄子 + 猪肉	✓	辅助维持正常血压
茄子 + 羊肉		强身健体
茄子 + 蟹	✗	郁积腹中

【推荐菜品】

茄子炖土豆 …… 降低血糖、清热凉血

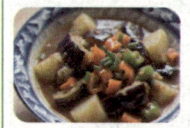

材料：茄子150克，土豆200克，甜椒半个，葱花、盐、高汤、食用油各适量。

做法：①土豆去皮切块，茄子切滚刀块，甜椒切丁。②锅中油热后放葱花炒香，加入土豆、茄子翻炒，加盐和高汤大火煮30分钟，出锅前撒甜椒丁。

芹菜

【每日用量】

50~100克。

【食疗作用】

芹菜含铁量较高，富含维生素和纤维，有补血、抗癌等食疗作用。常食可改善皮肤苍白、干燥等，亦可使目光有神、头发黑亮。芹菜的酸性降压成分有助于平肝降压、扩张血管、利尿消肿，对预防高血压、动脉硬化等有益并有辅助治疗作用。芹菜还能在一定程度上

益气和血、平肝清热、消暑、消除疲劳、预防感冒和促进血液循环。

【选购与保存】

以色泽鲜绿、叶柄厚、茎部稍呈圆形、内侧微向内凹的为佳。

【推荐菜品】

【适合人群】

春季口干舌燥、气喘心烦、身体不适者与肝火过旺、皮肤粗糙及经常失眠、头疼的人可适当多吃。

【搭配宜忌】

芹菜 + 红枣	✓	补血养颜
芹菜 + 螃蟹	✗	消化不良

芹菜炒花生仁 …… 益气活血、润肠通便

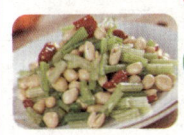

材料 芹菜300克,花生仁200克,红辣椒微量,生抽5克,盐2克,味精1克,食用油适量。

做法 ①芹菜洗净,切段;花生仁炸熟,沥干油备用;红辣椒切小段。②炒锅注油烧热,倒入芹菜爆炒,再倒入花生仁、红辣椒同炒。③加盐、味精和生抽炒匀,出锅装盘。

紫甘蓝

【每日用量】

50~100克。

【食疗作用】

紫甘蓝含有多种维生素和矿物质,可帮助调节神经系统功能。它含有丰富的铁元素,能提高血液中血红蛋白的含量,对缺铁性贫血有益。紫甘蓝还含硫元素,有助于缓解皮肤瘙痒、湿疹

等。其富含的大量纤维素，能帮助促进肠道蠕动并降低胆固醇水平。

【选购与保存】

以平头型、圆头型为好。菜球大、紧实而肥嫩者，出菜率高，吃起来味道好。可放在阴凉处，或冰箱里冷藏保存。

【适合人群】

缺铁性贫血者，身体虚弱、营养不良、气血双亏之人。

【搭配相宜】

紫甘蓝 + 虾米		强身健体
紫甘蓝 + 木耳 ✓		补肾强骨
紫甘蓝 + 苹果		补充维生素C

【推荐菜品】

拌杂菜 —— 增强免疫力、强身健体

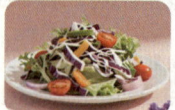

- 材料：苦苣、生菜、圣女果、紫甘蓝、洋葱等蔬菜，盐、鸡粉、生抽、陈醋、芝麻油各适量。
- 做法：蔬菜切丝切段，加入调料拌匀。

胡萝卜

【每日用量】

1~2根。

【食疗作用】

胡萝卜富含维生素，有可轻微持续发汗的食疗作

第二章 贫血者能吃什么

用，可以刺激皮肤新陈代谢，增进血液循环，使皮肤细嫩光滑、肤色红润。胡萝卜还有助于健脾和胃、补肝明目、清热解毒。

【选购与保存】

以头粗大、质地脆嫩、外形完整、表面有光泽、手感沉重的为佳。

【适合人群】

适合贫血、癌症、高血压、夜盲症、干眼症、营养不良、食欲不振者食用。

【搭配宜忌】

| 胡萝卜 + 绿豆芽 ✓ | 排毒瘦身 |
| 胡萝卜 + 酒 ✗ | 加重肝脏负担 |

【推荐菜品】

胡萝卜玉米煲猪胰 ······ 健胃疏肝、益气和血

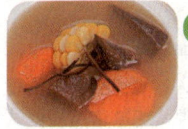

材料　胡萝卜200克，玉米100克，鸡骨草5克，猪胰120克，姜片、盐、鸡精各适量。

做法　①猪胰刮洗干净，切块；胡萝卜洗净去皮，切块；玉米洗净切块；鸡骨草泡洗干净。②锅内注水，烧开后放入猪胰汆水去腥，捞出冲净。③砂锅装清水烧开，放入所有食材一起煲煮2小时，加盐、鸡精调味后即可。

红薯

【每日用量】

130克。

【食疗作用】

红薯能供给人体大量的黏液蛋白、糖、维生素C

和维生素A，因此具有补虚乏、益气力、健脾胃、强肾阴以及和胃、暖胃、益肺等食疗功效。

应挑选表面光滑、颜色均匀的红薯。发霉的红薯含酮毒素，不可食用。不要买表皮呈黑色或有褐色斑点的红薯。保存红薯时宜保持干燥，不可将其放在密封塑料袋中。

【适合人群】

体虚乏力、便秘者，易疲倦、面色无华者。

【搭配宜忌】

| 红薯 + 芹菜 | ✓ 辅助调控血压 |
| 红薯 + 酒 | ✗ 易引起胃胀 |

【推荐菜品】

红薯炖猪排
补脾润肠、养血健骨

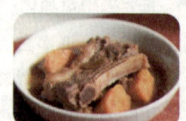

材料 红薯200克，排骨块250克，姜片30克，盐2克，鸡粉2克。

做法 ①红薯去皮切丁，排骨汆烫备用。
②锅中重新加水放入排骨、红薯丁和姜片，小火炖40分钟，加盐和鸡粉调味即可。

西红柿

【每日用量】

2~3个。

【食疗作用】

西红柿具有止血、降压、利尿、健胃消食、生津止渴、清热解毒、凉血平肝的食疗功效，有助于延缓膀胱癌、胰腺癌等的发生。除此之外，西红柿还对缓解口疮有一定的功效。

【选购与保存】

以个大、饱满、色红成熟、紧实者为佳。常温下放置通风处能保存3天左右，放入冰箱冷藏可保存5~7天。

【适合人群】

适合热性病发热、口渴、食欲不振、习惯性牙龈出血、贫血、头晕、心悸、高血压、急慢性肝炎、急慢性肾炎、夜盲症和近视眼者食用。但请注意，脾胃虚寒、月经期间，患急性肠炎、菌痢者及溃疡活动期病人不宜食用。

【搭配相宜】

西红柿 + 蜂蜜 ✓ 补血养颜

【推荐菜品】

牛肉西红柿 ······ 益气补血、养心安神

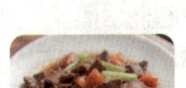

材料 牛肉300克，西红柿1个，芹菜100克，盐5克，味精3克，酱油5克，淀粉、食用油各适量。

做法 ①牛肉洗净后切成片，西红柿切成块，芹菜洗净、切段。②牛肉片用淀粉、盐、酱油腌渍片刻。③锅中加油烧热，下入牛肉片滑开，再加入芹菜、西红柿翻炒，至熟时加盐、味精调味即可。

莲藕

【每日用量】

80克。

【食疗作用】

莲藕具有滋阴养血的食疗功效,可以补五脏之虚、强壮筋骨、补血养血;生食能清热润肺、凉血行瘀,熟食可健脾开胃、止泄固精。

【选购与保存】

选购莲藕时,应选择茎较粗短、外形饱满、孔大、带有湿泥土的。把莲藕放入非铁质容器内,加满清水,每周换一次水,可存放1~2个月。

【适合人群】

适宜体弱多病、营养不良、高热病人、吐血者以及高血压、肝病、食欲不振、缺铁性贫血者。

【搭配宜忌】

| 莲藕 + 猪肉 ✓ | 滋阴养血、健脾胃 |
| 莲藕 + 菊花 ✗ | 易引发腹泻 |

【推荐菜品】

糯米藕丸 —— 健脾补虚、滋阴养血

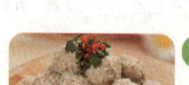

材料 莲藕300克,糯米50克,香菜、红椒各少许,盐3克,淀粉、香油各适量。

做法 ①鲜藕去皮洗净,剁蓉;糯米洗净备用;红椒去蒂洗净,切圈;香菜洗净备用。②将剁好的鲜藕与淀粉,加适量清水、盐,搅成泥状,做成丸子,然后裹上糯米,入蒸锅蒸煮。③蒸熟取出摆好盘,淋上香油,用香菜、红椒点缀即可。

香菇

【每日用量】

50克左右。

【食疗作用】

香菇中的多糖成分可调节人体内有免疫功能的T细胞活性,还可降低甲基胆蒽诱发肿瘤的风险,从而对癌细胞有一定的抑制作用。香菇中的矿物质较为丰富,能预防酸性物质中毒,并且铁元素含量高,能预防贫血。香菇中含有丰富的钙、磷等成分,常食香菇有利于骨骼生长,可起到补血、造血的辅助作用。香菇搭配富含蛋白质的豆腐,具有宽中益气、调和脾胃的食疗功效。

【选购与保存】

优质香菇的菇伞肥厚,伞缘曲收,内侧乳白色,皱褶明显,菇柄短粗。新鲜香菇冷藏后可保鲜一周左右,干香菇应放在密封罐中,置于干燥避光处保存。

【适合人群】

脾胃虚弱、高血压、贫血等患者。

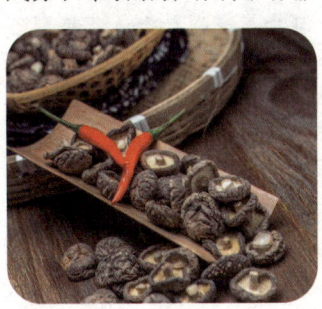

【搭配宜忌】

香菇 + 木瓜	✓	降压减脂
香菇 + 豆腐		健脾养胃
香菇 + 鹌鹑肉	✗	面部易长黑斑
香菇 + 河蟹		易引发结石

【推荐菜品】

香菇炒苋菜 ……… 促进凝血、增强造血

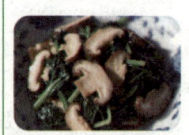

材料 鲜香菇50克,苋菜180克,姜片、蒜末各少许,盐2克,鸡粉2克,料酒、水淀粉、食用油各适量。

做法 ①香菇洗净,切片。②用油起锅,放入姜片、蒜末、香菇,拌炒均匀,淋入料酒,炒香;倒入洗净的苋菜,炒至熟软。③加入盐、鸡粉,炒匀调味;淋入少许清水,以水淀粉勾芡,淋入芡汁,炒匀即成。

口蘑

【每日用量】

50~100克。

【食疗作用】

口蘑具有宣肠益气、散血热的食疗功效,能缓解小儿麻疹透出不畅、烦躁不安。此外,口蘑对心血管系统疾病、肥胖、便秘、糖尿病、肝炎、肺结核、软骨病患者等有一定辅助疗效。

【选购与保存】

菌菇类最怕湿,在挑选时,不能买太湿的,否则不但营养流失严重,还特别不容易保存。买回来后先要在阴凉处摊开,稍微晾干后再放入冰箱保存。

【不适人群】

痛风患者、过敏体质

第二章 贫血者能吃什么

者和肾功能不全者需谨慎食用。

【搭配宜忌】
口蘑 + 青豆 ✓ 清热解毒
口蘑 + 鸡蛋 ✓ 滋阴润燥
口蘑 + 驴肉 ✗ 引起腹痛

【推荐菜品】

口蘑扒油菜 —— 强身健体、补脾益气血

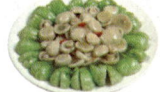

材料 油菜50克，口蘑80克，枸杞子10克，盐、鸡精、蚝油、高汤、食用油各适量。

做法 ①将油菜洗净，对半切开，焯沸水，沥干摆盘；口蘑和枸杞洗净，沥干备用。②锅注油烧热，下入口蘑炒香，注入适量高汤煮开。③煮开后，加入枸杞子。最后加入蚝油、盐和鸡精调味，起锅淋在油菜上。

牛肝菌

【每日用量】

30~100克。

【食疗作用】

牛肝菌具有清热解烦、养血和中、追风散寒、舒筋活血、补虚提神、消食和中等功效，对食少腹胀、腰腿疼痛、手足麻木等病症有一定食疗作用。牛肝菌含有人体必需的8种氨基酸，还含有腺嘌呤、胆碱和腐胺等生物碱。经常食用牛肝菌可明显增强机体免疫力、改善机体微循环。

【选购与保存】

选购牛肝菌应选择籽实肥厚，菌朵单生，菌盖呈伞形，菌柄粗壮，颜色为赤褐色或黄褐色的菌朵。可以将其晒干后密封保存。干品的牛肝菌为白色至黄褐色，香味醇正浓厚。

【不适人群】

痛风患者、消化功能弱者、过敏体质者、孕妇、婴幼儿需谨慎食用。

【搭配相宜】

牛肝菌 + 冬瓜 ✓ 清热利尿
牛肝菌 + 鸡肉　　补虚强身

【推荐菜品】

瘦牛肉炒牛肝菌　　　养血和中、补脾益胃

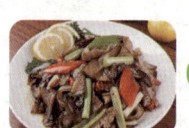

材料 瘦牛肉200克，牛肝菌150克，芹菜、辣椒、大葱、红椒各15克，盐、味精各5克，食用油适量。

做法 ①瘦牛肉洗净，切片，入沸水中汆一下；牛肝菌洗净，切片，入水中焯一下；红椒洗净，切片；大葱、辣椒洗净，切段。②油锅烧热，入辣椒、瘦牛肉炒香。③加入牛肝菌、红椒炒匀，加盐、味精、大葱调味。

鸡腿菇

【每日用量】

30~100克。

【食疗作用】

鸡腿菇具有清神益智，益脾胃，助消化，增加食

欲等食疗功效。另外，鸡腿菇可以调节新陈代谢，起到镇静安神的辅助作用。鸡腿菇还含有可治疗糖尿病的成分，长期食用对降低血糖浓度有较好疗效。

【选购与保存】

挑选菌盖呈圆柱形，并沿着边缘紧紧包裹，颜色呈洁白至浅褐色的菌子，不要选购菌盖长开的。储存时可将其根部的杂物除净，放入淡盐水中浸泡10~15分钟，捞出后沥干水分，再装入塑料袋中，可保鲜一星期。

【不适人群】

痛风急性发作期患者、菌菇过敏体质者、严重脾胃虚寒者需谨慎食用。

【搭配宜忌】

鸡腿菇 + 牛肉	健脾养胃
鸡腿菇 + 莴笋	利肠通便
鸡腿菇 + 白酒 ✗	引起呕吐

【推荐菜品】

鸡腿菇炒牛肉 ······ 补中益气、滋养脾胃

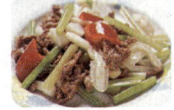

材料 香芹、鸡腿菇各200克，牛肉300克，红椒1个，盐3克，水淀粉、食用油各适量。

做法 ①鸡腿菇切片，备用；香芹去叶，洗净，切段；牛肉洗净，切片；红椒洗净，切片。②锅置火上，油烧热，下入牛肉炒开，加入鸡腿菇和盐，焖至入味。③加入红椒片、香芹段炒匀，勾芡即可。

黑木耳

【每日用量】

15克（干品）。

【食疗作用】

黑木耳有凉血、止血的作用，对咯血、吐血、鼻出血、血痢、崩漏、痔疮出血、便秘带血等症状有食疗作用。

【选购与保存】

优质黑木耳乌黑光润，背面略呈灰白色，身干肉厚，朵形整齐，表面有光泽，朵片有弹性，嗅之有清香之气。宜放入密封袋、封严，常温或冷藏保存均可。

【适合人群】

一般人群均可食用。

【搭配宜忌】	
黑木耳 + 银耳 ✓	可提高免疫力
黑木耳 + 田螺 ✗	不利于消化

【推荐菜品】

茼蒿黑木耳炒肉 …… 适用于因贫血引起的面色萎黄症

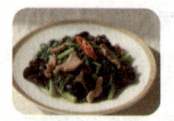

材料 茼蒿100克，瘦肉90克，水发木耳45克，姜片、蒜末、葱段、红辣椒各少许，盐3克，鸡粉2克，料酒4毫升，生抽5毫升，水淀粉、食用油各适量。

做法 ①茼蒿洗净切段，备用；瘦肉切片，加入调味料腌渍；木耳切片，焯水后捞出。②用油起锅，放入姜、蒜、葱、肉片炒匀，至肉质变色，淋料酒，炒匀提味。③倒入茼蒿、红辣椒、木耳、盐、鸡粉、生抽，用水淀粉勾芡，炒熟即成。

第二章 贫血者能吃什么

水果

葡萄

【每日用量】

100~200克。

【食疗作用】

葡萄可补气血、强筋骨、利小便,还可舒筋活络,有助于缓解阴阳脱症、盗汗虚证等。现代医学研究表明,葡萄含有的营养成分对贫血症的预防有重要意义,葡萄干含铁量高,对改善缺铁性贫血效果显著。

【选购与保存】

应选择颗粒大小均匀、饱满、表面有白霜的。挑选葡萄时可尝最下端的一颗,如果很甜,则整串葡萄都甜。葡萄保存时间较短,购买后最好尽快吃完,吃不完的可用保鲜袋密封好,放入冰箱能保存4~5天。

【适合人群】

中青年女性、孕产妇,脾肾阳虚、肝肾阴虚型贫血患者,生长期儿童,气血两亏、阴阳两虚型贫血的中老年人。

【搭配宜忌】

| 葡萄 + 山药 | ✓ | 补虚养身 |
| 葡萄 + 虾 | ✗ | 刺激胃肠道 |

【推荐菜品】

葡萄当归煲猪血 …… 滋阴补血、益气补血

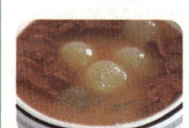

材料 新鲜葡萄150克,当归15克,党参15克,猪血块200克,精盐、味精、料酒各适量。

做法 ①葡萄洗净,去皮;当归、党参洗净,切片,放入纱布袋中,扎口。②猪血洗净,入沸水锅氽透,取出切方块,与药袋同放砂锅,加水适量,大火煮沸,烹入料酒,改用小火煨煮30分钟。③取出药袋,加葡萄,继续煨煮,最后调味即可。

桑葚

【每日用量】

30~60克。

【食疗作用】

桑葚益肾补血,可使人面色红润,头发漆黑亮丽,对肝肾阴血不足造成的头发早白、眩晕耳鸣、心悸失眠、目暗昏花、关节不利等症有一定食疗效果。桑葚可用于阴虚津伤口渴、内热消渴、肠燥便秘等症。

【选购与保存】

挑选桑葚应注意选择颗粒比较饱满厚实、没有挤压出水的果子。新鲜桑葚不耐久放,应该尽快食用,或者做成果酱放入干净瓶中保存。

第二章 贫血者能吃什么

【适合人群】

适合更年期女性,肝肾不足、阴血两虚的人群,气血两虚者。

【搭配宜忌】
桑葚 + 糯米 ✓	滋肝养肾
桑葚 + 枸杞 ✓	乌发明目
桑葚 + 螃蟹 ✗	易消化不良

【推荐菜品】

桑葚牛骨汤 ……… 滋阴补血、补精益肾

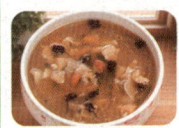

材料 牛排骨350克,桑葚、枸杞各适量,盐少许。

做法 ①牛排骨洗净,斩块后氽去血水;桑葚、枸杞洗净泡软。②汤锅加入适量清水,放入牛排骨,用大火烧沸后撇去浮沫。③加入桑葚、枸杞,改用小火慢炖2小时,最后调入盐拌匀即可。

荔枝

【每日用量】

3~10枚。

【食疗作用】

荔枝性味甘、酸,性温,归脾、肝经,有生津益血、理气、止痛等食疗功效,可益智、健胃、止烦渴、补肺、宁心、壮阳益气、补中清肺、生津止渴、利咽喉等。

【选购与保存】

新鲜荔枝应该色泽鲜艳,个头匀称,皮薄肉厚,质嫩多汁,富有香气。挑选时,可以先在手里轻捏,好荔枝的手感应该富有弹性。

荔枝易于变质,很难保存,应以低温高湿环境保存,可以把荔枝喷上点儿水,装在塑料保鲜袋中,然后放入冰箱冷藏。

【适合人群】

荔枝适合孕产妇及中青年女性脾气虚弱、气血两亏型贫血患者。

【搭配宜忌】

荔枝 + 红枣	✓	补血美容
荔枝 + 绿豆		清热去火
荔枝 + 羊肉	✗	易引起牙龈肿痛

【推荐菜品】

荔枝红枣茶 ········· 生津润燥、补血益气

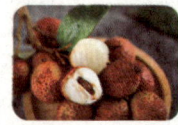

材料 荔枝干10枚,红枣15枚。

做法 将荔枝干、红枣拣杂,洗净,放入砂锅中,加水适量,大火煮沸,改用小火煨煮30分钟即成。

苹果

【每日用量】

1~2个。

【食疗作用】

苹果具有生津止渴、润肺除烦、健脾益胃、养心益气、润肠、止泻、解暑、醒酒的功效。苹果升糖指数较低,含有丰富的维生素和矿物质,其中的胶质和微量元素铬能保持血糖的稳定,还能有效地降低血胆固醇,所以苹果很适合糖耐量异常的糖尿病患者食用。苹果含有大量的纤维素,可促进胃肠

蠕动，加快体内废物的排出。苹果还有安神助眠的作用，其中的挥发性物质可使人心情愉悦。

【选购与保存】

挑个头适中，果皮光洁、颜色艳丽的果子。苹果放在阴凉处可以保存7~10天，如果装入塑料袋中，放入冰箱可以保存更长时间。

【适合人群】

适用于慢性胃炎、便秘、高血压等多种疾病患者以及维生素C缺乏者。

【搭配宜忌】

苹果 + 银耳	✓	润肺止咳
苹果 + 茶叶		保护心脏
苹果 + 胡萝卜	✗	破坏营养
苹果 + 白萝卜		破坏营养

【推荐菜品】

青苹果瘦肉汤 …… 降低血脂、生津止渴

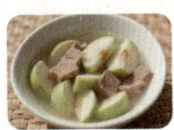

材料：青苹果1个、猪里脊肉200克、盐适量。

做法：①猪里脊肉洗净切片，青苹果洗净削皮去核。②砂锅加水，放入肉片和苹果，大火烧沸后转小火煮20分钟，加盐调味。

猕猴桃

【每日用量】

30~100克。

【食疗作用】

猕猴桃有生津解热、和胃降逆、止渴利尿、滋补强

身的功效。猕猴桃含有谷胱甘肽，可帮助抑制原癌基因的激活，配合其丰富的抗氧化物质，对肝癌、肺癌、皮肤癌等多种癌细胞病变有一定的抑制作用。猕猴桃富含精氨酸，能在一定程度上改善血液流动，阻止血栓的形成。

【选购与保存】

优质猕猴桃果形规则，每个80~140克。外形呈椭圆形，表面光滑无皱，果脐小而圆，并向内收缩，果皮呈均匀的黄褐色，果毛细而不易脱落。

【适合人群】

一般人群可食用，但脾胃虚寒者应慎食，腹泻者不宜食用，先兆性流产、月经过多和尿频者忌食。

【搭配宜忌】

猕猴桃 + 蜂蜜 ✓ 清热生津
猕猴桃 + 动物肝脏 ✗ 破坏维生素C

【推荐菜品】

橙子苹果猕猴桃沙拉 …… 消食、降血脂、提高食欲

材料 橙子120克，猕猴桃100克，苹果100克，巴旦木仁35克，枸杞15克，沙拉酱10克。

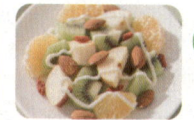

做法 ①将橙子剥开，取出果肉；猕猴桃洗净去皮，切块；苹果去核切块。②把处理好的果肉装入碗中，放入沙拉酱，再加入巴旦木仁和枸杞。③搅拌一会儿，使食材入味，将拌好的水果沙拉盛出，装入盘中即可。

甘蔗

【每日用量】

30~100克。

【食疗作用】

甘蔗具有清热解毒、生津止渴、和胃止呕、滋阴润燥等功效，还能下气和中，助脾气，利大肠。甘蔗对消痰止渴，心胸烦热，呕吐反胃等病症有一定疗效。

【选购与保存】

挑选甘蔗应选表皮紫黑光亮、纹路浅、茎干笔直、节间距均匀且疏，软硬适中、芽眼少、无霉斑的新鲜甘蔗。甘蔗放置在阴凉通风处可保存两周左右。

【适合人群】

贫血或气血不足者、便秘者、低血糖或体力消耗大者等。

【搭配宜忌】

甘蔗汁 + 萝卜汁	✓	润肺止咳
甘蔗汁 + 山药		化痰止咳
甘蔗汁 + 酒	✗	易身体不适

【推荐菜品】

大米甘蔗粥 …… 补肺益胃、生津润燥

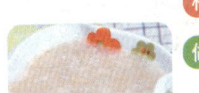

材料 大米80克，甘蔗汁30克，白糖5克。

做法 ①大米淘洗干净，置于冷水中浸泡半小时后，捞出沥干水分。②锅置火上，注入清水，放入大米，大火煮至米粒绽开后，倒入甘蔗汁焖煮。③用小火煮至粥成后，加入白糖调味即可食用。

哈密瓜

【每日用量】
50~200克。

【食疗作用】
哈密瓜具有利便、益气、清肺热、止咳的食疗功效。哈密瓜不仅对肾病、胃病、咳嗽痰喘、贫血和便秘等症有一定的缓解作用,对身心疲倦、心神焦躁不安或口臭也有疗效。

【选购与保存】
选购瓜果类宜买熟瓜。不论哪种哈密瓜,成熟时顶花都会变软。还可以通过哈密瓜的皮色判断,绿皮和麻皮的哈密瓜成熟时顶花会变成白色;黄皮的哈密瓜成熟时顶花会变成鲜黄色。哈密瓜不易变质,易于储存,若是已经切开的哈密瓜,则要尽快食用,或用保鲜膜包好,放入冰箱保存。

【适合人群】
一般人均可食用,但糖尿病患者不宜。

【搭配宜忌】
哈密瓜 + 银耳	✓	润肺止咳
哈密瓜 + 黄瓜	✗	破坏维生素C
哈密瓜 + 梨	✗	易腹胀

【推荐菜品】

哈密瓜猕猴桃汁 —— 生津解热、利尿止渴

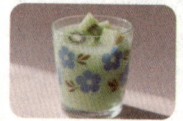

材料 哈密瓜100克,猕猴桃2个,蜂蜜适量。

做法 哈密瓜去皮去籽切块,猕猴桃去皮切块,放入榨汁机榨汁,加适量蜂蜜即可。

草莓

【每日用量】

6~15 枚。

【食疗作用】

草莓具有润肺生津、健脾和胃、利尿消肿、解热祛暑、解酒的功效,适用于肺热咳嗽、积食腹胀、食欲不振、小便短少、暑热烦渴等症。草莓中还含有一种胺类物质,对白血病、再生障碍性贫血等血液病也有一定的辅助治疗作用。此外,草莓还富含鞣花酸。鞣花酸是一种抗氧化物质,可保护细胞不受致癌物质的损伤,提高免疫力,美白牙齿和皮肤。

【选购与保存】

好的草莓个头比较小,呈比较规则的圆锥形,颜色均匀,色泽红亮,味道清香。表面颗粒过于红的草莓要警惕。草莓勿沾水,在10℃以下、0℃以上的条件下保存。

【适合人群】

贫血或气血不足者、消化不佳或便秘者、免疫力低下者等。

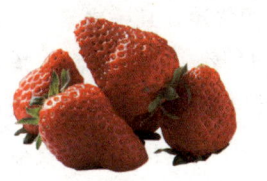

【搭配宜忌】

草莓 + 牛奶 ✓	促进维生素吸收
草莓 + 蜂蜜	补虚养血
草莓 + 地瓜 ✗	引起肠胃不适
草莓 + 黄瓜	破坏维生素C

【推荐菜品】

草莓桑葚奶昔 …… 生津止渴

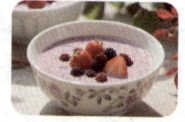

材料 草莓65克，桑葚40克，冰块30克，酸奶120毫升。

做法 ①洗净的草莓切小瓣，洗好的桑葚对半切开，冰块敲碎呈小块状。②将酸奶装入碗中，倒入大部分的桑葚、草莓，用勺搅拌至酸奶完全裹匀草莓和桑葚，然后倒入冰块，搅拌均匀。③将拌好的奶昔装入杯中，点缀上剩余的草莓、桑葚即可。

金橘

【每日用量】

1~2个。

【食疗作用】

金橘具有理气、解郁、化痰、止渴、消食、醒酒的食疗功效。对胸闷郁结，不思饮食，或伤食饱满，醉酒口渴以及急慢性食管炎，肝炎，胆囊炎，高血压，血管硬化等有一定缓解效果。

【选购与保存】

挑选金橘宜选色泽橙红鲜亮、表皮光滑无斑、果形圆润饱满，且手感紧实、果蒂鲜绿、闻起来香气清新的。把金橘放入小苏打水中浸一下，拿出来让它自然风干，再装进保鲜袋中密封保存即可。这样处理过的金橘可保存1~3个月。

【适合人群】

消化不良者、免疫力低下者等。

【推荐菜品】

【搭配宜忌】

金橘 + 生姜 ✓ 治疗感冒
金橘 + 牛奶 ✗ 影响蛋白质的吸收
金橘 + 兔肉 ✗ 破坏维生素C

多味水果羹 …… 健胃消食、益气养颜

材料 梨、芒果、西瓜、苹果、葡萄、金橘各10克，大米100克，冰糖5克。

做法 ①大米洗净，用清水浸泡片刻；梨、苹果洗净切块；芒果、西瓜切块；葡萄、金橘洗净。②锅置火上，放入大米，加适量清水煮至粥将成。③放入所有水果，煮至米粒开花，加冰糖，至其溶化后调匀便可。

李子

【每日用量】

3~6枚。

【食疗作用】

李子具有清热生津、泻肝涤热、活血解毒、利水消肿、止消渴、醒酒的功效，对胃阴不足、口渴咽干、大腹水肿、小便不利等症状有一定的食疗效果。

【选购与保存】

购买时要选择颜色均匀、果粒完整、无虫蛀的果实。李子最好放在阴凉

处，不要洗，或用保鲜袋包装置于冰箱中冷藏，应尽快食用。

【不适人群】

胃酸过多、胃溃疡、糖尿病、脾胃虚弱、腹泻者及过敏者慎食，孕妇儿童适量。

【搭配宜忌】
李子 + 香蕉　美容养颜
李子 + 绿茶 ✓ 清热利湿、活血利水
李子 + 鸭蛋 ✗ 伤脾胃

【推荐菜品】

李子牛奶饮 ……… 养颜美容、补益气血

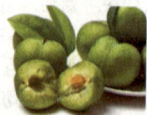

材料 李子6个，蜂蜜适量，牛奶少许。

做法 ①将李子洗净，去核取肉。②将李子肉、牛奶放入榨汁机中榨成汁。③将搅拌后的汁液倒进杯中，搅拌均匀，加入蜂蜜调味即可。

桃子

【每日用量】

1个左右。

【食疗作用】

桃具有补中益气、养阴生津、润肠通便的功效，对夏日口渴、便秘、痛经、虚劳喘咳、疝气疼痛、遗精、自汗、盗汗等症有一定的辅助疗效。

第二章 贫血者能吃什么

【选购与保存】

选择底部缝合线深且明显的桃子，此类果实成熟度高、甜度更佳。过硬或过软的桃子都不宜选取。成熟的桃子散发自然清香，香味集中在果蒂部位。桃子如果过度冷藏会有损美味，所以冷藏于冰箱1~2小时即可。如果要长时间冷藏，要先用纸将桃子包好，放入箱子中，再放入冰箱。

【适合人群】

适于有气血两亏、面黄肌瘦、心悸气短、便秘、闭经、瘀血肿痛等症状的人食用。

【搭配宜忌】

| 桃子 + 牛奶 桃子 + 莴笋 | ✓ | 滋养皮肤 营养丰富 |
| 桃子 + 甲鱼 桃子 + 白酒 | ✗ | 易引发心脏不适 导致头晕、呕吐 |

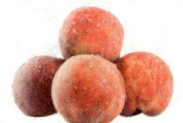

【推荐菜品】

杨梅桃子汁 ……… 润燥滑肠、生津止渴

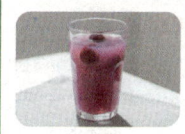

材料 杨梅30克，桃子50克，纯净水少许。

做法 ①杨梅洗净去核，桃子洗净去皮去核。
②将处理好的杨梅、桃子放入榨汁机，加纯净水榨汁，再加几颗完整杨梅点缀。

动物内脏、肉、蛋

猪肝

【每日用量】

50~100克。

【食疗作用】

猪肝具有补气养血、养肝明目等食疗功效,主要用于增强人体免疫力,有抗氧化、防衰老、延年益寿的辅助作用。据近代医学研究发现,猪肝含有蛋白质、卵磷脂、维生素、多种矿物质和微量元素等。

【选购与保存】

新鲜的猪肝呈褐色或紫色,用手按压坚实有弹性,有光泽,无腥臭异味。切好的猪肝一时吃不完,用豆油涂抹,然后放入冰箱内,可延长保鲜期。

【适合人群】

适宜气血虚弱,面色萎黄,患有缺铁性贫血,肝血不足所致的视物模糊不清,患有夜盲症、干眼症的人群食用。

【搭配宜忌】

猪肝 + 菠菜 ✓	改善缺铁性贫血
猪肝 + 榛子	有利于钙吸收
猪肝 + 荞麦 ✗	影响消化
猪肝 + 西红柿	破坏维生素C

第二章 贫血者能吃什么

【推荐菜品】

炒猪肝 —— 补虚养血、益气健脾

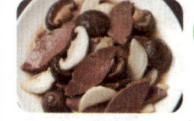

材料 新鲜猪肝250克,香菇20克,玉兰片20克,料酒、盐、胡椒粉、味精、姜丝、葱花、蒜末、湿淀粉等腌料各适量,植物油、花椒油各少许。

做法 ①先将香菇洗净,切丝,备用;玉兰片用冷水泡发,洗净,待用;将猪肝洗净,斜刀切成薄片,放入碗中,加入腌料拌和调匀,腌片刻。②锅中加植物油烧至九成热时,放入腌制的猪肝片爆炒片刻,装入碗中。③锅留底油,下香菇丝、玉兰片煸炒片刻后,再将猪肝倒回锅中,翻炒均匀,淋入少量花椒油,出锅装盘即成。

猪肾

【每日用量】

80克。

【食疗作用】

猪肾,俗称"猪腰子",具有丰富的营养价值,含有蛋白质、脂肪、碳水化合物和多种矿物质元素,以及丰富的维生素,具有健肾补腰、补虚强身等食疗功效。

【选购与保存】

选择表面光滑、没有出血点、有弹性,色泽、大小均匀的猪肾,不要选又厚又

大的。新鲜的猪肾切开，里面的白色筋丝清晰可见。买后冷藏，尽快食用。

【适合人群】

猪肾黑豆羹适合中老年脾肾阳虚、气血两虚型贫血患者，归参山药炖猪肾适合脾气虚弱、气血两亏型贫血患者，猪肾粥适合中老年气血两亏、肝肾阴虚型贫血患者。

【搭配宜忌】

猪肾 + 红枣 ✓ 改善贫血
猪肾 + 枸杞 ✓ 增强补肾效果
猪肾 + 柿子 ✗ 易引发便秘

【推荐菜品】

猪肾黑豆羹 ·········· 补肾益气、养血生精

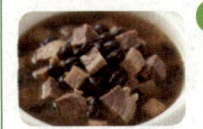

材料 猪肾1副，黑豆30克，猪肉50克，料酒、葱花、姜末、盐、味精、五香粉、湿淀粉适量。

做法 ①先将猪肾洗净，去筋膜、臊腺，切成1厘米见方的小丁，猪肉切丁。②黑豆分别拣杂、洗净，同放入砂锅，加水适量，大火煮沸后，改用小火煨煮30分钟，加猪肾丁、猪肉丁，并加料酒、葱花、姜末，继续用小火煨煮30分钟。③待黑豆、猪肾丁、猪肉丁酥烂，加盐、味精、五香粉，用湿淀粉勾芡成羹。

动物血

【每日用量】

200克。

【食疗作用】

动物血有理血、止血、补中、祛瘀等食疗功效。以猪血为例,其含铁量高且为结合态铁蛋白,易于人体吸收;猪血中的铁、锌、铜等可直接参与或催化造血过程。羊血常用于妇女血中风、月经不调、崩漏、产后血晕等症状,牛血可辅助改善脾虚羸瘦、经闭、血痢、便血等疾病,鸭血可缓解劳伤吐血、贫血虚弱、药物中毒等。

【适合人群】

适合缺铁性贫血、孕妇及术后人群,需注意适量食用及来源安全。

【搭配宜忌】

动物血 + 黑木耳 ✓ 改善贫血

动物血 + 螃蟹 ✗ 加重脾胃虚寒

【推荐菜品】

鸭血汤 —— 滋补养血、理血健脾

材料 鸭血500克,原汁鸡汤1000毫升,精盐、葱花、姜丝、蒜泥、味精、五香粉各适量。

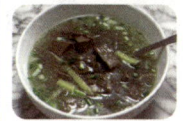

做法 ①先将鸭血加少许精盐,调匀后放入碗中,隔水蒸熟,用刀划成1.5厘米见方的鸭血块,待用。②将鸡汤置旺火上烧沸,加葱花、姜丝、蒜泥、精盐、味精、五香粉及鸭血块。③大火煮沸后,拌和均匀,停火即成。

猪蹄

【每日用量】

100克。

【食疗作用】

中医学认为,猪蹄有补血、通乳、强肾精、健腰膝等食疗功效;可滑肌肤,去寒热,解百药毒,填肾精,填腰脚,滋胃液,长肌肉,愈漏疡,助血脉,充乳汁。

现代医学研究表明,猪蹄是补充、合成蛋白质的好材料,易于人体消化、吸收;其所含大分子胶原蛋白对出血、失血、失水及肌营养性疾患、贫血症等有一定辅助作用。

【选购与保存】

新鲜的猪蹄颜色粉红有光泽,表面有弹性,按压后能迅速恢复原状。挑选时应避免选择颜色发白、发暗或有异味的猪蹄。新鲜猪蹄购买后应尽快食用,如需保存,可以冷藏或冷冻。冷藏时用保鲜膜包裹好,冷冻时注意密封。

【不适人群】

痛风、高脂血症、高胆固醇、肾脏疾病患者谨慎食用。

【搭配宜忌】		
猪蹄 + 花生	✓	改善气色
猪蹄 + 白萝卜		促进肠道蠕动
猪蹄 + 螃蟹	✗	可能伤脾胃

第二章 贫血者能吃什么

【推荐菜品】

归芪煨猪蹄　　滋养肝肾、补血温中

材料 猪蹄4只，当归15克，黄芪15克，红枣15枚，丁香、桂皮、绍酒、葱、姜、优质酱油、红糖、盐、味精、五香粉各适量。

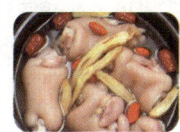

做法 ①先将当归、黄芪分别拣杂，洗净，切片后放入砂锅，加水煎煮40分钟，过滤取汁，备用。将红枣洗净，放入冷水中浸泡片刻，待用。②猪蹄用温开水刮洗干净，放入沸水锅中氽烫，除去污血，随后放入砂锅，加清水适量，放丁香、桂皮、绍酒、葱、姜，焖烧至半熟，汤少时，加优质酱油、红糖。③大火烧沸后，改用小火焖煮，使猪蹄外酥内熟，卤汁渗入猪蹄内层，加药汁及红枣，继续用小火煨煮30分钟。④出锅前用大火烧煮，加入味精、五香粉、盐适量，使卤汁浓稠，紧包猪蹄而入味。

牛骨髓

【每日用量】

150~200克。

【食疗作用】

牛骨髓指的是黄牛或水牛的骨髓，性温，味甘，无毒，归心、脾二经，有润肺、补肾、填髓等食疗功效。还可以平胃气、通十二经脉、泽肌悦面、理折伤、擦损痛。

【选购与保存】

选择颜色乳白、质地细

腻、无异味的牛骨髓。新鲜牛骨髓应尽快食用，如需保存，可放入冰箱冷藏1~2天或冷冻1个月。者，牛髓粉冲剂适合中老年肝肾阴虚、阴阳两虚型贫血患者，牛骨髓粥适合脾气虚弱、肝肾阴虚型贫血患者。

【适合人群】

牛髓地黄当归汤适合气血两亏、肝肾阴虚型贫血患者，

【搭配宜忌】

| 牛骨髓 + 山楂 ✓ | 缓解油腻 |
| 牛骨髓 + 绿豆 ✗ | 易引起腹泻 |

【推荐菜品】

牛髓固本粉 ········· 补虚养血、滋阴填精

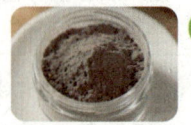

材料 牛骨髓（烤干）500克，黑芝麻300克，枸杞子300克，红糖200克，白糖100克。

做法 ①先将黑芝麻、枸杞子分别拣杂、洗净，晒干或烘干，与牛骨髓同放入炒锅，微火焙炒出香味，趁热研为细粉，加红糖、白糖，拌和均匀，晾凉，收入瓶中，加盖，干燥备用。②每日2次，每次30克，用沸水冲泡送服。

鸡蛋

【每日用量】

1~2个。

【食疗作用】

鸡蛋性平，味甘，归脾、胃经，可补肺养血、滋

阴润燥，常用于气血不足、热病烦渴、胎动不安等病症的治疗。鸡蛋还能补阴益血、除烦安神、补脾和胃，选鸡蛋看三点：蛋壳粗糙无裂纹、摇晃无明显晃动、气室小且蛋黄紧实为佳。

动、气室小且蛋黄紧实为佳。鸡蛋应存放在冰箱冷藏室，温度保持在 2~6℃。

【不适人群】

胆固醇水平高的人应避免吃鸡蛋，以免加重症状。

【选购与保存】

选鸡蛋看三点：蛋壳粗糙无裂纹、摇晃无明显晃

【搭配宜忌】		
鸡蛋 + 西红柿	✓	预防贫血
鸡蛋 + 胡萝卜		保护眼睛
鸡蛋 + 柿子	✗	易引起腹胀

【推荐菜品】

菠菜胡萝卜蛋饼 …… 补充人体所需矿物质

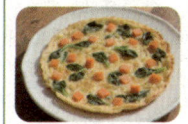

材料 菠菜80克，胡萝卜100克，鸡蛋2个，面粉90克，葱花少许，盐3克，食用油适量。

做法 ①胡萝卜切成粒，菠菜切成小段，分别焯水。鸡蛋打散，放少许盐，加胡萝卜、菠菜、葱花、面粉，用筷子搅匀。②煎锅中倒入适量食用油烧热，倒入蛋液，摊成饼状，煎至两面金黄色即成。

乌骨鸡

【每日用量】

100克。

【食疗作用】

乌骨鸡性平,味甘,归肝、肾经,有养阴补虚、平肝补血等食疗功效,可补虚劳羸弱,缓解消渴、中恶,益产妇,改善女人崩中带下虚损诸病。

【选购与保存】

选羽毛紧密有光泽、眼睛明亮的活体,或皮肤乌黑、肉质紧实无异味的宰杀品,看检疫标识。新鲜的冷藏1-2天,冷冻需用保鲜膜包裹,可存3-6个月。

【适合人群】

适合缺铁性贫血、孕妇及术后人群。

【搭配宜忌】

| 乌骨鸡 + 山药 | ✓ 健脾养胃 |
| 乌骨鸡 + 苦瓜 | ✗ 易引起腹泻 |

【推荐菜品】

归芪炖乌鸡 …… 补虚养血、健脾开胃

材料 乌骨鸡1只,当归15克,炙黄芪15克,红枣15克,姜末、精盐、味精、料酒各适量。

做法 ①将乌骨鸡去除毛及内脏,洗净备用。将当归、黄芪择洗干净,切片,装入纱布袋中,扎口,放入鸡腹中。②取煨锅,加清水适量,置火上,放入乌骨鸡,大火煮沸,撇去浮沫,放入料酒、姜末,改用小火煨炖1.5小时。③待鸡肉酥烂,取出药袋,滤尽药汁,加精盐、味精,拌和均匀即成。

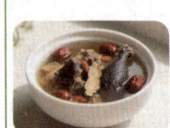

第二章 贫血者能吃什么

牛肉

【每日用量】

50~100 克。

【食疗作用】

牛肉中富含的肌氨酸是肌肉燃料之源,可以有效补充三磷酸腺苷,有助于增长肌肉、增强力量和耐力;牛肉中富含的铁元素,是造血必需的矿物质。

【推荐菜品】

【选购与保存】

新鲜牛肉有光泽,红色均匀,脂肪洁白或淡黄色,气味正常,有弹性,表面微干或微湿润,不粘手。牛肉可以冷藏或盐浸后风干储存。

【不适人群】

皮肤病、肝病、肾病的人应慎食。

【搭配宜忌】

| 牛肉+洋葱 | ✓ | 补脾健胃 |
| 牛肉+田螺 | ✗ | 引起消化不良 |

西蓝花炒牛肉 …… 补中益气、强健筋骨

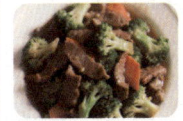

材料 西蓝花 300 克,牛肉 200 克,胡萝卜 40 克,姜片、蒜末、葱段各少许,盐 4 克,鸡粉 4 克,生抽 10 毫升,蚝油、水淀粉、料酒、食用油各适量。

做法 ①西蓝花切块,胡萝卜洗净切片,牛肉切片并腌渍 10 分钟,西蓝花入开水中焯熟。②用油起锅,放入姜片、蒜末、葱段、胡萝卜、西蓝花、牛肉翻炒,淋入料酒炒匀。加入调味料,快速翻炒均匀。

驴肉

【每日用量】

50~150克。

【食疗作用】

驴肉有补益气血，熄风安神，滋阴壮阳，安神去烦的食疗功效。可缓解气血亏虚、短气乏力、心悸、健忘、睡眠不宁、头晕、经色淡等症状。

【选购与保存】

挑选驴肉看四点：肌肉棕红或暗红、脂肪淡黄有光泽；纹理清晰、肉质紧实；无异味且具淡淡肉香；按压凹陷回弹快，表面微湿不黏手。生驴肉宜冷藏。

【适合人群】

痛风患者、湿热体质者、过敏体质者等需谨慎食用。

【搭配宜忌】

驴肉 + 芋头 ✓	补益气血
驴肉 + 红椒	开胃消食
驴肉 + 金针菇 ✗	引起心痛
驴肉 + 猪肉	引起腹泻

【推荐菜品】

香焖驴肉 …… 补气养血、滋阴壮阳

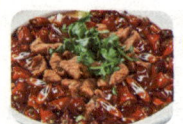

材料 驴肉300克，干辣椒、香菜、酱油、盐、味精各少许，食用油适量。

做法 ①驴肉洗净，切片；干辣椒洗净，切段；香菜洗净。②锅中加油烧热，放入干辣椒爆炒出香味，放入驴肉炒至变色，注入适量清水焖煮。③煮至熟时，加入酱油、盐、味精调味，撒上香菜即可。

第二章 贫血者能吃什么

鸽肉

【每日用量】

50~150克。

【食疗作用】

鸽肉有补肝壮肾、益气补血、清热解毒、生津止渴等食疗功效。现代医学认为，鸽肉可壮体补肾、健脑补神、提高记忆力、降低血压。此外，鸽肉对贫血、体虚、心脑血管疾病等也有一定的辅助疗效。

【推荐菜品】

【选购与保存】

选购鸽肉时以肌肉有弹性，表皮和肌肉切面有光泽，具有鸽肉固有色泽及气味，无异味者为佳。鸽肉较容易变质，购买后要马上放进冰箱或煮熟保存。

【适合人群】

适合体弱、消化能力较弱的人群。

【搭配宜忌】

鸽肉 + 鳖肉	✓	滋肾益气
鸽肉 + 螃蟹	✗	易腹泻

香菇蒸鸽子肉 …… 益气补血

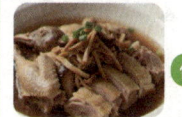

材料 鸽子肉350克，鲜香菇40克，红枣20克，姜片、葱花各少许，盐2克，鸡粉2克，生粉10克，生抽4毫升，料酒5毫升，食用油适量。

做法 ①香菇洗净，切丝。鸽子肉切块，加入鸡粉、盐、生抽、料酒、姜片、红枣肉、香菇丝，再撒上生粉，拌匀上浆。②腌渍好的食材放入蒸盘，待用。③蒸锅烧开，放入蒸盘，用中火蒸15分钟。趁热撒上葱花即可。

海产

海参

【每日用量】

30~100克。

【食疗作用】

海参具有滋阴补肾、养血益精、抗衰老、抗癌的辅助功效,对虚劳羸弱、气血不足、营养不良、肾虚、阳痿、遗精、小便频数等均有疗效。海参还是典型的高蛋白、低脂肪、低胆固醇食物,对高血压、冠心病、脂肪肝、糖尿病等均有一定的食疗效果。

【选购与保存】

挑体型饱满、无破损,颜色自然(灰褐或深褐),参刺坚挺,触摸有弹性、表面不黏手,闻着有海鲜清腥味,无腐臭。尽快处理,去内脏洗净后沸水焯烫,沥干用保鲜袋密封冷冻;短期可盐渍放阴凉处,或冷藏不超过2天,避免自溶变质。

【不适人群】

患急性肠炎、菌痢、感冒、咳痰、气喘及大便溏薄、出血兼有瘀滞及湿邪阻滞的患者忌食。

【搭配宜忌】

海参 + 鸭肉	✓	滋养五脏
海参 + 竹笋	✓	清热养血
海参 + 柿子	✗	引起腹痛

第二章 贫血者能吃什么

【推荐菜品】

莴笋桂圆炒海参 …………………… 补血益气、滋阴

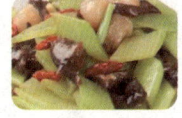

材料 莴笋200克，水发海参200克，桂圆肉50克，枸杞子、姜片、葱段各少许，盐4克，鸡粉4克，料酒10毫升，生抽5毫升，水淀粉5毫升，食用油适量。

做法 ①洗净去皮的莴笋切成薄片，海参和莴笋分别汆水。②用油起锅，放姜、葱爆香，倒入汆好的莴笋、海参炒匀，加盐、鸡粉、生抽、料酒炒匀。③倒入水淀粉勾芡，放入桂圆肉、枸杞子炒匀即成。

淡菜

【每日用量】

50~150克。

【食疗作用】

淡菜，是贻贝煮熟后晒干的干制品，有补肝肾、益精血、消瘿瘤等食疗功效，可缓解产后血结、虚羸劳损、吐血等症状。

【选购与保存】

以个体肥、肉色红黄或黄白有光泽、干燥无霉、无杂质、无足丝者为佳。密封后放干燥通风处；长期保存可冷藏或冷冻防止霉变。

【适合人群】

适合有高蛋白需求、微

量元素缺乏、心脑保健及肾虚者食用。

【推荐菜品】

【搭配宜忌】

| 淡菜+冬瓜 ✓ | 利尿降脂 |
| 淡菜+柿子 ✗ | 易引起消化不良 |

淡菜瘦肉汤 ······ 补益肝肾、益血填精

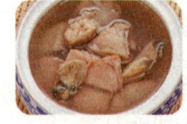

材料 瘦肉400克,淡菜30克,盐、鸡精各5克。

做法 ①瘦肉洗净,切片;淡菜洗净,用水稍微浸泡。②锅内烧水,待水沸时,放入瘦肉去除血水,捞出备用。③将瘦肉、淡菜放入锅中,加入适量清水,炖2小时后加入盐和鸡精即可食用。

海带

【每日用量】

50~150克。

【食疗作用】

海带具有消痰软坚、泄热利水、止咳平喘、祛脂降压、散结抗癌的食疗功效。海带可用于辅助改善瘿瘤、瘰疬、疝气下坠、咳喘、水肿、高血压、冠心病、肥胖病等症。

【选购与保存】

在购买海带时主要看颜色和闻气味。质地厚实、形状宽长、表面干燥、色淡黑褐或深绿、边缘无碎裂或黄化现象的才是优质海带。在保存海带时可将干海带剪成长段,洗净,用淘米水泡上,煮30分钟,放凉后切成条,分装在保鲜袋中,放入冰箱里冷冻保存。

第二章 贫血者能吃什么

【适合人群】

贫血、骨质疏松等患者适量食用。

【搭配宜忌】

海带 + 排骨 ✔	治皮肤瘙痒
海带 + 紫菜 ✔	治水肿、贫血
海带 + 猪血 ✘	引起便秘

【推荐菜品】

海带红豆百合糖水 ……… 补血养颜、补钙降脂

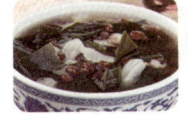

材料 水发海带100克,泡好的红豆50克,百合30克,冰糖16克。

做法 ①将泡发洗净的海带切成块,备用。②锅置旺火上,加入约800毫升的清水,锅中加入洗好的百合、红豆、海带。盖上锅盖,烧开后转小火,煮约35分钟至熟透。③放入冰糖,煮至冰糖全部溶化后关火。

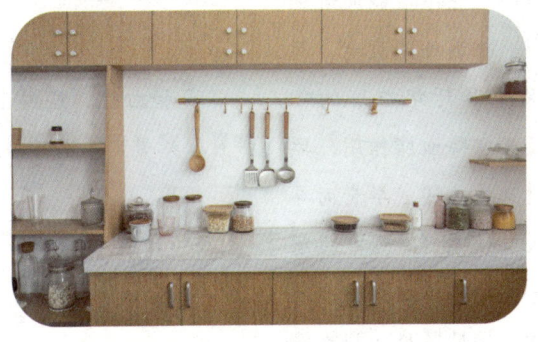

坚果、果干

黑芝麻

【每日用量】

15克。

【食疗作用】

黑芝麻有益肝、补肾、养血、润燥、乌发、美容等食疗作用。它不但能促进细胞分裂,推迟细胞衰老,起到抗衰老和延年益寿的作用,还具有降血脂作用。黑芝麻对身体虚弱、早衰而导致的脱发效果好,还能缓解头晕、头痛等贫血症状。但请注意,慢性肠炎、脾虚便溏者忌用;男子阳痿、遗精者也应忌食。

【选购与保存】

选购黑芝麻时以色泽鲜亮、纯净且外观大而饱满,皮薄,嘴尖而小者为佳。干燥、密封贮藏。

【适合人群】

高脂血症、胆结石者、脾胃虚寒者需谨慎食用。

【搭配相宜】

黑芝麻 + 核桃	益精血、乌须发
黑芝麻 + 红糖 ✓	补血
黑芝麻 + 何首乌	治疗头发枯脱

第二章 贫血者能吃什么

【推荐菜品】

核桃芝麻乳鸽汤 …… 滋阴补肾、益气养血

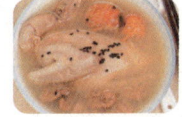

材料 乳鸽1只,核桃仁70克,黑芝麻、枸杞子各适量,盐3克。

做法 ①乳鸽洗净,沸水汆烫后冲净沥干;枸杞子洗净;黑芝麻洗净。②将乳鸽、枸杞子放进砂锅,注入适量清水,大火烧沸,放入核桃仁,小火煲1.5小时。③加盐调味,撒上黑芝麻即可。

红枣

【每日用量】

6~15克。

【食疗作用】

红枣有补脾和胃、益气生津、调营卫、解药毒的食疗功效,因而常用于胃虚食少、脾弱便溏、气血津液不足、营卫不和、心悸怔忡等病症的缓解与改善。红枣常与熟地、阿胶同用,可滋阴补血,调理贫血;与甘草、小麦同用则可养心安神。

【选购与保存】

红枣的选购相对比较简单,应以光滑油润、肉厚味甜、无霉蛀者为佳。置阴凉干燥处,防闷热,防潮,防蛀。

【适合人群】

中老年脾气虚弱型贫血患者,气血两亏、阴阳两

虚型贫血患者,免疫力低下者,脾胃虚弱者,长期用脑或疲劳者适合食用。

> 【搭配宜忌】
>
> 红枣 + 鸡蛋 ✓ 气血双补
>
> 红枣 + 绿豆 ✗ 引起腹泻

【推荐菜品】

红枣山药猪蹄汤 ········ 健脾和胃、滋阴养血

材料 猪蹄200克,山药300克,红枣适量,盐3克。

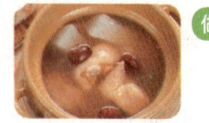

做法 ①猪蹄洗净,斩块;山药去皮洗净,切厚片;红枣洗净,浸软去核。②锅中加水烧沸,汆烫猪蹄,去除血水,捞起冲净沥干。③将猪蹄、红枣放入炖锅,加水用大火烧开,放入山药,改小火煲2小时,加盐调味即可。

桂圆肉

【每日用量】

10克左右。

【食疗作用】

桂圆肉有补血安神、健脑益智、补养心脾的食疗功效,是健脾益智的传统食物。桂圆肉不但对虚劳羸弱、失眠、健忘、产后贫血、惊悸、怔忡有一定的辅助效果,而且对病后需要调养及体质虚弱的人尤为

第二章 贫血者能吃什么

有益。

【选购与保存】

市售的桂圆肉以肉厚、质细软、体大、半透明、气香、味甜、嚼之口感"起砂"者为佳。置通风干燥处,注意防潮、防蛀。

【适合人群】

中青年妇女、老年人气血两亏型贫血患者,孕产妇气血两亏型贫血患者,肝肾阴虚型、阴阳两虚型贫血患者,中老年脾气虚弱型贫血患者适用。

【搭配宜忌】

桂圆肉 + 莲子 ✓ 养心安神

桂圆肉 + 苦瓜 ✗ 易引发肠胃不适

【推荐菜品】

板栗桂圆炖猪蹄 健脾养胃、补血安神

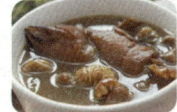

材料 鲜板栗200克,猪蹄2只,桂圆肉100克,盐适量。

做法 ①板栗煮5分钟,去皮;猪蹄斩块,沸水汆烫、冲净;桂圆肉洗净、剥散。②将板栗、猪蹄、桂圆肉、适量清水放入炖锅中,以大火煮沸后改小火炖70分钟。③待猪蹄和板栗熟烂,加盐调味即可。

第三章 贫血者慎吃什么

谷物、豆类

碱性馒头

淀粉含量较高,而淀粉可以转化为糖类,易升血糖,所以糖尿病及高血糖的患者不宜食用。对贫血者而言,长期贫血可以导致机体内分泌紊乱,食用后会加重病情。

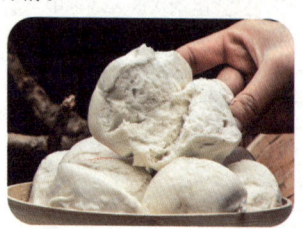

荞麦面

消化功能不强者不宜过多食用,对贫血者来说,自身消化功能较为低下,过多食用后会使得病情更为严重。适量食用可以消炎、化痰止咳等,把握食用的量较为重要。

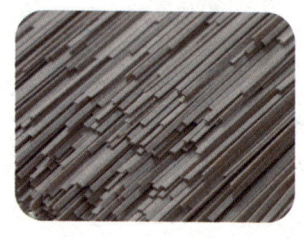

年糕

一种糯制食品,其黏度较高,过多食用对肠胃不利,不利于消化吸收。对于贫血患者而言,其自身的消化功能较差,所以不宜多食。

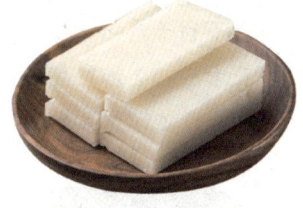

臭豆腐

发酵的豆制食品,发酵前期是用毛霉菌种,发酵后期易受其他细菌污染,其中还有致病菌,过多食用容易引起胃肠道疾病。贫血者抵抗力较差,易患病,患病后症状一般会加重,所以不宜多食。

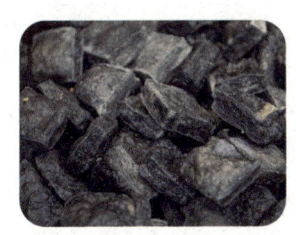

豆腐乳

发酵后的豆腐坯中的蛋白质氧化分解后产生含硫的化合物,容易刺激到肠胃。豆腐乳中含盐和嘌呤量普遍较高,对贫血者来说,其心脏和肾脏的功能都较差,每天食用超过1块后可能会使病情更加严重。

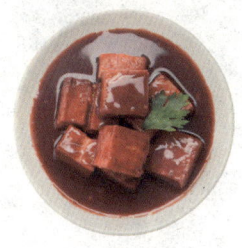

蔬菜

萝卜缨

性温热，耗损阴液，气血、血弱者不宜食用，贫血者食用会加重贫血症状。萝卜缨一般是做酱菜食用，能开胃消食、理气，可适当食用，若超过100克，会给身体造成一定的负担。

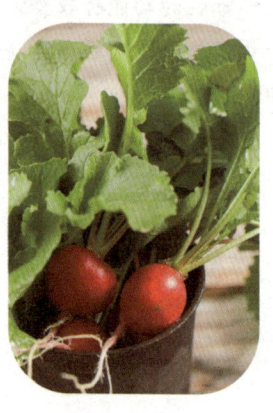

韭菜

正常人每日摄入量不宜超过200克，粗纤维成分较多，不利于消化，贫血者过多食用后，会加重气血不足、头晕目眩等贫血症状。

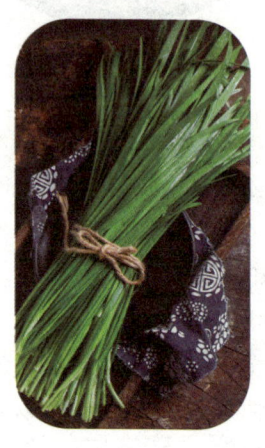

蒜薹

对一般人而言,过多食用容易影响视力,少量食用反而对肝脏有利。对贫血患者而言,过多食用不仅会损害肝脏,还会加重消化系统的负担。

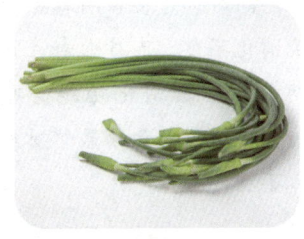

洋葱

性温热,过多食用容易耗伤人体津液,还会使胃肠胀气,耗损血液,对贫血者更是不利。有强烈的刺激性,有皮肤瘙痒性疾病、患有眼疾及胃病等人群,应该少吃或禁吃。

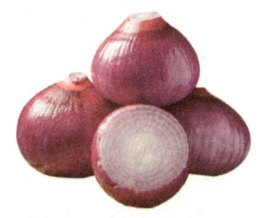

竹笋

水分、纤维成分含量都较高,适当食用能清热化痰,但是过多食用会增加肾脏的负担,对泌尿系统造成伤害,也不利于消化。对贫血患者而言,其肾脏、脾胃功能较弱,过多食用竹笋显然不利其恢复。

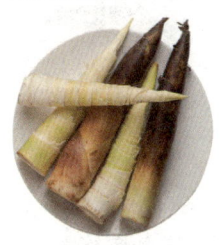

动物内脏、肉、蛋

猪脑

性味甘、寒,对贫血者而言,长期贫血会影响睾酮的分泌,减弱男性特征;对女性,因影响女性激素的分泌而导致月经异常,如闭经或月经过多,食用后会加重该类症状。胆固醇含量极高,过多食用容易引发心脑血管疾病,不建议贫血者食用。

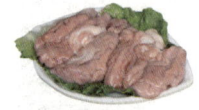

五花肉

油脂含量极高,高血压、高脂血症及肥胖患者不宜食用。贫血患者因心脏代偿性泵血加快,若合并动脉硬化,会进一步加重心脏负担。同时,过多食用容易导致消化不良,而贫血者,长期贫血后其消化功能会减弱,食用此类食物显然对身体不利。

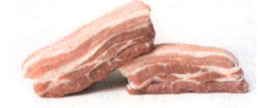

腊肉

饱和脂肪酸和胆固醇的含量都要高于一般的猪肉,过多食用容易导致心血管疾病,对贫血患者来说,会严重危害其健康。

第三章 贫血者慎吃什么

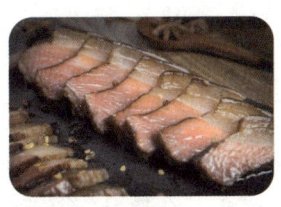

培根

盐分含量较高，故浮肿、腹水等患者不宜食用，对贫血者而言，食用后会降低血红蛋白浓度，加重贫血的相关症状。过多食用，会导致高脂高盐饮食协同诱导胰岛素抵抗，进一步破坏脂代谢平衡，形成"高血压-高血脂-高血糖"恶性循环。

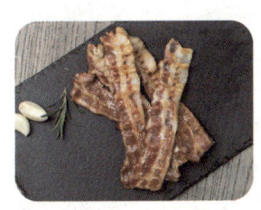

烤羊肉串

烧烤降低了蛋白质的利用率。烧烤过程中，会发生"梅拉德反应"，长期摄入此类食物会导致营养不均衡，对由于营养成分缺乏所致的贫血患者而言，不利于症状的恢复。

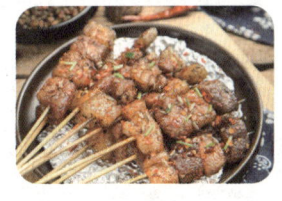

炸鸡

炸鸡常会选择棕榈油等饱和脂肪酸含量较高的油来烹炸，而饱和脂肪酸过多是造成心脑血管疾病最主要的原因。对贫血者而言，其心脏本身有所代偿，摄入过多饱和脂肪酸会进一步加大心脏的代偿能力，严重者会出现心力衰竭等情况。

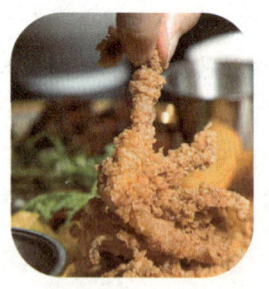

烤鸭

过多食用含油脂高的食物除了会引起消化不良外，还很容易引发心血管疾病。对贫血者而言，经过长期的贫血后其消化系统功能会衰退，心脏有代偿现象，食用烤鸭会加重病情。

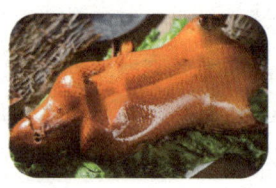

鸡蛋黄

胆固醇含量较高，适当地食用能为人体提供胆固醇，而过多食用容易导致动脉硬化，会增加心脏的负担。对贫血者来说，长期的贫血，会对其循环系统有所影响，使心脏产生功能代偿，过量食用蛋黄会加重该类症状。

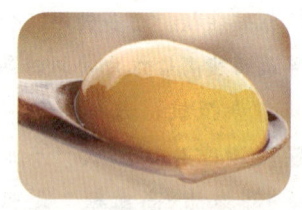

茶叶蛋

茶叶中的酸性物质，在烧煮时与鸡蛋中的铁元素结合，这种结合体，对胃有很强的刺激性，久而久之，会影响营养物质的消化吸收，对贫血者而言，其本身就是养分供应不足，会加重病情。

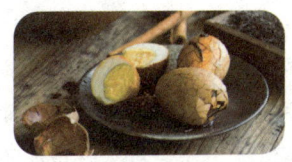

松花蛋

含有重金属铅，过多食用容易引起铅中毒，如智力低下、反应迟钝、多动、注意力不集中等情况，对贫血患者的健康极不利。蛋壳上含有大量的细菌，这些细菌若通过蛋壳的孔隙进入蛋内，吃后会导致食物中毒。

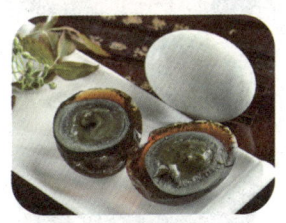

咸蛋

作为腌制产品的一种，在生产过程中，为了延长咸蛋的保质期并使其保持新鲜，会添加一些防腐剂，若过多食用含防腐剂的食物，对身体的损害极大，而贫血者本身抵抗力较差，伤害会更大。此外，咸蛋中盐分的含量很高，过多食用，容易使血浆容量增加，血红蛋白的浓度降低，易导致高血压，对贫血者而言，不利于病情的缓解。

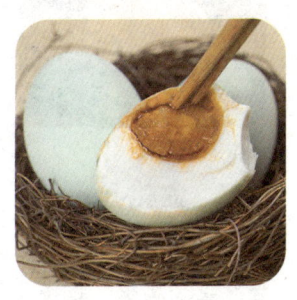

河鲜、海鲜

蟹黄

胆固醇和油脂的含量都较高,过多食用容易导致高脂血症、动脉硬化等。对贫血者来说,长期贫血会对循环系统有损伤,如此会进一步加大心脏负荷,严重者会导致心力衰竭。

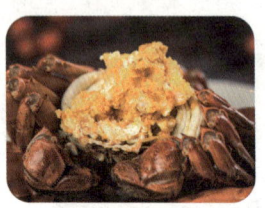

金枪鱼

金枪鱼是深海鱼,其中含有重金属汞,过多食用容易导致血液中汞的含量超标,而汞中毒,会出现头痛等情况,还会对心脏造成不可逆转的危害。金枪鱼肉脂肪含量也较高,过度食用不利于消化,况且贫血者消化功能有所降低,对其更加不利。

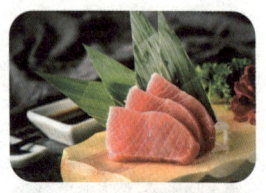

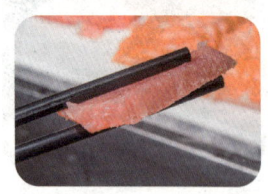

调味品

胡椒

热性食物，对贫血者而言，长期贫血会对呼吸系统有影响，过多食用易积热生燥，易耗损阴液，显然不利于其健康。

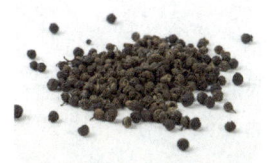

使心动加速，从而导致血压升高，甚至会出现急性心肌梗死等严重的后果。而对贫血者来说，过多食用会加重其心脏代偿负担，严重者会出现心力衰竭等症状。

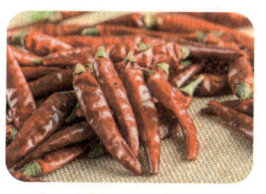

辣椒

性热，适量食用可以开胃消食、祛寒。具有一定的刺激性，其含有的辣椒素可

咖喱粉

由多种辛辣香料混合制作而成，能促进血液循环，具有一定的刺激性，过多食

用容易上火，易使血液养分消耗得更快，对贫血者的健康不利。

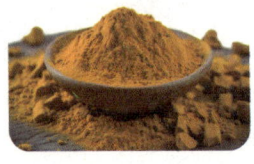

桂皮

一种辛辣香料，如用量过大，可产生头晕、眼花、眼胀等毒性反应。对贫血者而言，其体质较弱，抵抗力较差，长期食用会增加贫血者患其他疾病的风险。

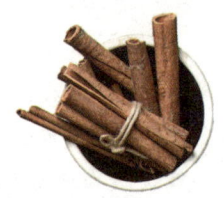

茴香

过多食用容易损伤视力，对身体不利。对贫血者来说，由于其免疫力较差，食用后后果更为严重。

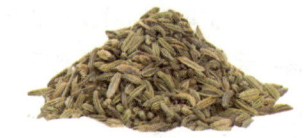

丁香

一种天然的香料，性质温热，过多食用容易上火，积热生燥，耗损阴液。而贫血者，其血液、津液多相对不足，食用后会加重该类症状。

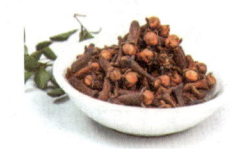